AF601166

DE LA

GASTRO-ENTÉRITE

ÉPIZOOTIQUE.

IMPRIMERIE MOREAU,
rue Montmartre, n°. 39.

DE LA

GASTRO-ENTÉRITE

ÉPIZOOTIQUE,

MALADIE DES CHEVAUX

RÉGNANTE;

SA DESCRIPTION ET SON TRAITEMENT,

PAR U. LEBLANC,

MÉDECIN-VÉTÉRINAIRE.

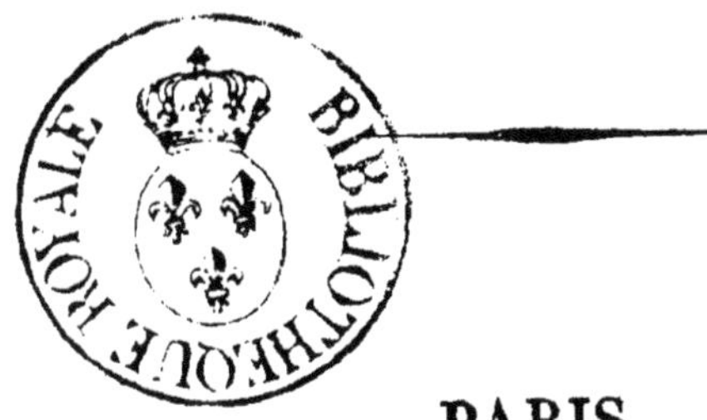

PARIS,

Chez L'AUTEUR, rue du Faubourg Poissonnière, n°. 1.
ROUX, libraire, Palais-Royal, galerie de bois, n°. 228.
DELAUNAY, libraire, Palais-Royal.
PONTHIEU, libraire, Palais-Royal.

25 MAI 1825.

PRÉFACE.

Passionné pour la science que je professe, je ne laisse échapper aucune occasion qui puisse me fournir le moyen d'en reculer les bornes. Je profite des observations des gens instruits ; je les médite ; j'aime à communiquer les miennes, et surtout à les voir mettre à leur juste valeur, afin de pouvoir suivre plus tard une route plus sûre.

Tout médecin-vétérinaire devrait rendre publics les fruits de son expérience particulière, surtout lorsqu'il règne des maladies désastreuses qui privent la patrie d'une richesse difficile à recouvrer. Je suis étonné qu'à cette époque-ci, où il règne une maladie qui enlève à certaines contrées de la France et aux pays étrangers un grand nombre d'animaux, on n'ait pas vu plus d'observations sur les résultats obtenus par chaque observateur ; résultats qui devraient varier, si la maladie offrait des nuances particulières, et qui devraient être les mêmes si la maladie avait de l'analogie dans les contrées diverses.

Je ne me suis pas proposé de commenter les travaux de ceux qui ont déjà écrit sur cet objet, ce n'est pas à moi à le faire ; je veux seulement ajouter mes observations aux leurs, et prouver que ce ne peut être que par un concours nombreux de notions particulières à un grand nombre de médecins, que l'on peut avoir un tableau complet de la maladie épizootique actuelle.

Je me contenterai de raconter ce que j'ai vu. L'étendue de ma clientelle se borne à Paris et dans quelques villages voisins. J'ai observé la maladie depuis les premiers jours de mars. Je n'ai voulu la décrire qu'après l'avoir étudiée un grand nombre de fois. C'est peut-être le même motif qui prive la science d'un plus grand nombre d'observations écrites ; cependant, il est temps de les publier, pour qu'elles puissent profiter à ceux qui donnent des soins aux animaux qui sont encore malades, et à ceux qui peuvent le devenir.

GASTRO-ENTÉRITE

ÉPIZOOTIQUE,

OBSERVÉE A PARIS, EN MARS, AVRIL ET MAI 1825.

Caractère de la maladie.

Mon opinion, qui n'est que le résultat de mes observations sur la maladie qui règne épizootiquement, et que j'ai étudiée à Paris et aux environs, est exactement en rapport, à l'égard de la nature du mal, avec celle de M. Girard, directeur de l'école vétérinaire d'Alfort. J'ai constamment vu « une gastro-entérite presque » toujours compliquée d'angine, d'épiploïte, » de cardite, de péricardite, parfois aussi de » pleurésie, de pulmonie et d'hépatite. » L'inflammation des yeux, des reins et de la vessie, est encore une complication très-fréquente; les symptômes l'indiquent assez, les ouvertures cadavériques le démontrent irrévocablement. Il est bien surprenant que des personnes qui ont observé les signes caractéristiques de toutes ces lésions pendant la vie, n'en aient aperçu que de légères traces après la mort, puisque la fin de l'animal n'est occasionée que par l'intensité de l'inflammation. Pour moi, j'ai toujours trouvé les lésions cadavériques en rapport avec la gravité des symptômes. Des détails ultérieurs prouveront ce que j'avance. Les sur-irritations nerveuses viennent souvent aussi compliquer la série des phénomènes maladifs ; je les regarde comme sympathiques des sur-irritations gastro-intestinales ; c'est ce qui arrive dans le vertige symptomatique que j'ai eu occasion d'observer cette année, une seule fois avec son intensité ordinaire.

Marche, symptômes.

La maladie se montre sous divers aspects : ou elle a une marche progressive, qui cependant dénote toujours, de manière à ne pas se tromper, l'existence d'une inflammation des voies digestives, ou elle se développe très-rapidement et avec des symptômes intenses, comme je l'ai observé sur des animaux sanguins et irritables. Je vais décrire ces deux sortes d'invasions.

Dans le premier cas, on s'aperçoit, quelques jours avant le développement bien caractérisé de la maladie, que l'animal ralentit sa marche, sa gaîté habituelle disparaît insensiblement; il mange encore sa ration, mais pas avec le même appétit ni avec la même promptitude; il sue facilement quand il travaille, urine fréquemment; les excrémens deviennent durs, noirs, luisans ; l'impétence augmente, il lèche les corps froids qui sont à sa portée, pour se rafraîchir la bouche ; il plonge souvent son nez dans l'eau qu'on lui présente, boit encore assez bien. Ces signes précurseurs se montrent quelquefois pendant plusieurs jours ; enfin, la maladie se caractérise ; alors l'animal refuse une partie de ses alimens, le plus souvent l'avoine ; il mange encore la paille et surtout le foin, notamment quand il est humecté et savoureux ; il appète les liquides avec avidité, principalement quand ils sont froids et quand l'eau est pure. On remarque un mouvement continuel de la queue, l'envie fréquente d'uriner et de fienter ; la bouche est sèche et pâteuse ; la langue rouge sur les bords et blanchâtre vers son milieu ; le pouls dur, concentré et vite ; les oreilles sont tantôt très-froides et tantôt très-chaudes. Bientôt le malade refuse toute sorte d'alimens, mais il boit beaucoup ; le ventre conserve assez souvent son volume ordinaire, les excrétions sont rares et difficiles ; la colonne vertébrale est roide, peu sensible ; les membres postérieurs se meuvent avec difficulté, quelquefois même il existe des boiteries momentanées. L'animal ne se couche point. Ces symptômes se continuent jusqu'au cinquième ou septième jour ; le plus ordinairement au cinquième, quand on combat le mal avec méthode, parce qu'alors l'inflammation de l'estomac et du canal intestinal n'est encore parvenue qu'à un léger degré de gravité. Soit dit ici en passant, les soins qui conviennent dans ce cas consistent dans la diète blanche, l'eau blanchie dégourdie, trois ou quatre saignées pratiquées le matin, autant que possible, chacune de quatre à six livres de sang, selon le tempérament et la force du cheval ; dans l'administration de huit à dix lavemens mucilagineux par jour, en commençant à les donner de bonne heure et finissant tard; dans la promenade, quand un beau temps le permet; il faut toujours éviter le froid, le vent et la pluie. La convalescence se déclare alors; elle est annoncée par la gaîté, par le retour de la circulation à son type ordinaire, par l'appétence des alimens solides sur l'emploi desquels on doit être très-réservé, la liberté et l'abondance des sécrétions et des excrétions; les crotins deviennent d'une consistance et d'une configuration habituelle, ils ne sont plus recouverts de cette sorte de membrane qui leur fait donner vulgairement l'épithète de *coïfés*. Alors on peut remettre l'animal à la ration accoutumée, en ayant soin cependant de diminuer la quantité du foin aux animaux qui ont l'habitude d'en manger. Après quelques jours, on peut le faire travailler.

Tel est le tableau de la gastro-entérite simple; mais, comme l'a dit M. Girard, elle est presque toujours compliquée. Les complications peuvent se montrer progressivement ou d'une manière subite. J'étudierai d'abord ce qu'il y a de plus simple parmi les épiphénomènes. Aux signes ordinaires que je viens de décrire, le second ou le troisième jour de l'invasion, où les flancs deviennent agités par intervalle ou consécutivement, la respiration est gênée, surtout l'expiration ; l'animal tousse quelquefois, il a les côtés de la poitrine douloureux, ou il y a difficulté de boire et même quelquefois impossibilité ; l'animal plonge souvent sa langue dans l'eau qui est devant lui, pour en diminuer l'aridité, ou une ou deux ophtalmies se montrent ; la couleur rouge plus ou moins foncée de la conjonctive a parfois mêlé un reflet jaune ; il se déclare même sur certains sujets des ophtalmies internes, des inflammations profondes du bulbe, suivies du trouble des humeurs aqueuses. Ces diverses complications peuvent ou exister séparément ou se trouver réunies. Dans ce dernier cas, l'inflammation est toujours intense, et cette intensité se reconnaît facilement à l'exacerbation des premiers phénomènes maladifs que j'ai indiqués. La bouche devient brûlante, sèche, la langue très-rouge sur les bords, dont les follicules muqueux grossissent beaucoup. Sa partie moyenne est recouverte d'une couche épidermoïde très-épaisse, jaunâtre, puis brunâtre, et enfin noire. L'expulsion des crotins est plus difficile ; ils sont très-petits, durs et souvent entremêlés de mucus coagulé. Il y a tenesme ; l'anus reste béant quelque temps après la sortie des matières fécales. Des sueurs pareilles sortent de diverses régions du corps.

Les complications, ou mieux les inflammations par contiguité ou sympathiques sont d'autant plus graves, que les organes qui en deviennent le siége, sont antérieurement plus disposés à s'enflammer. C'est pour cela que les chevaux phthisiques, poussifs, et en général ceux déjà atteints d'irritations chroniques de la poitrine, ont été très-sujets aux phlegmasies des organes de la respiration ; j'en ai perdu un qui, après avoir présenté tous les symptômes d'une gastro-entérite, fut atteint d'une violente inflammation du tissu pulmonaire et de la plèvre. Je trouvai à l'ouverture des lésions très-anciennes, des tubercules en grande quantité, des abcès remplis d'un liquide purulent rougeâtre ou noirâtre, leurs parois étaient extrêmement enflammées, des hépatilations très-volumineuses ; l'estomac et les intestins offraient de fortes traces d'inflammations, les reins étaient très-volumineux. On aurait pu prédire cette lésion par les symptômes qui, pendant la vie de l'animal, annonçaient une inflammation vive des organes urinaires ; le pénis était constamment en mouvement et hors du fourreau ; l'orifice du canal de l'urètre était proéminent et très-rouge ; l'urine excrétée, très-épaisse, filante, roussâtre.

Pendant le cours de la maladie on observe souvent des alternatives de mieux, des accès, qui, sans se montrer à des époques bien fixes, se renouvellent plus particulièrement tous les deux jours, ou vers le matin ou vers le soir. L'état de l'atmosphère influe sensiblement sur les variations des symptômes ; quand l'air est frais, le mieux est plus marqué ; la chaleur, comme le froid, augmentent la gravité des accès, quand il en existe de bien tranchés.

Des soins bien administrés et bien ordonnés triomphent encore très-souvent de ces divers états d'intensité et de complications : une diète sévère, des saignées générales et locales, faites selon les diverses nuances de la maladie, les boissons mucilagineuses, l'eau de gomme arabique, l'eau de graine de lin miellée, l'eau de riz, les bains de vapeur, les cataplasmes sur les reins, les gargarismes, les sétons, sont les moyens auxquels on doit avoir recours : j'entrerai dans des détails ultérieurs à cet égard.

L'inflammation dont l'invasion a été progressive, parvenue à son plus haut degré d'intensité, se termine souvent par la gangrène; il en est encore de même de l'affection dont le développement a été subit; mais dans ce dernier cas il arrive quelquefois que divers accidens viennent mettre fin à la vie avant la terminaison funeste par la gangrène, qui n'a pas le temps de se déclarer, tels sont l'asphixie, les affections cérébrales et divers obstacles à la circulation.

L'histoire de la gastro-antérite compliquée, qui, en peu d'heures, a atteint le summum de sa gravité, diffère seulement de celle dont la marche a été plus lente et qui est parvenue à son plus haut degré, par la manière dont elle débute et la promptitude de ses progrès.

Pour donner des éclaircissemens plus sûrs aux personnes qui n'ont pas une grande habitude de voir ces maladies, je citerai quelques

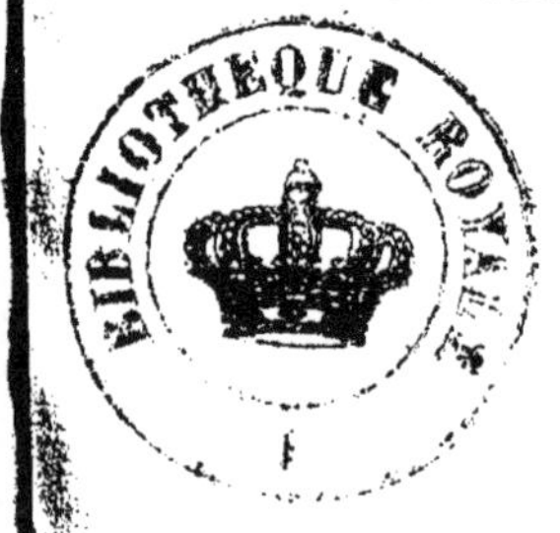

histoires particulières, détaillées, qui réuniront la série complète des symptômes et celle des soins.

Histoires particulières.

Un animal, offrant tous les signes d'une parfaite santé la veille, fut trouvé le lendemain au matin avec tous les symptômes caractéristiques de la maladie : il était reculé au bout de sa longe, son ratelier était encore plein du fourrage qu'on y avait jeté *, la tête basse, remuait constamment la queue, la relevait souvent, cherchant à rendre des excrémens, ses paupières étaient fermées; je vis les flancs agités, la respiration pénible, les reins élevés, peu sensibles, la pression sur les interstices des côtes était douloureuse, les conjonctives très-rouges, la peau chaude, sèche, les oreilles brûlantes, la membrane pituitaire et la buccale très-rouges et sèches, les papilles de la langue très-développées, le pouls dur, fort et accéléré, l'air respiré très-chaud, sa vapeur était rendue très-sensible par la différence de

* Je décrirai les symptômes dans l'ordre où je les ai aperçus.

température de l'air qui sortait des poumons et de celle de l'atmosphère. L'animal était peu sensible aux coups, se déplaçait avec peine, la colonne vertébrale était roide, de même que les membres, dont les extrémités inférieures étaient froides; l'encolure était peu flexible, la tête difficile à lever; il cherchait souvent à uriner; l'urine était épaisse, rougeâtre, très-muqueuse, le frisson ne le quittait pas malgré tous les moyens que l'on employait pour le réchauffer; les crotins étaient noirs, durs, arrondis, petits, couverts d'une enveloppe muqueuse; souvent on trouvait parmi eux des coagulations blanchâtres (vulgairement *gras-fondu*) du liquide sécrété par les intestins.

Ces symptômes ne furent pas long-temps stables, une saignée de six livres diminua la force du pouls, le frisson cessa, les oreilles devinrent froides, la respiration moins difficile, l'abattement continua, des mouvemens convulsifs de l'encolure se montrèrent; l'animal ne prit ni aliment solide, ni boisson, dont la déglutition forcée était même très-difficile; la salive, très-épaisse, se répandait au-dehors. Le pouls, vers le soir, reprit de la force, il devint plus vite; l'animal faisait des efforts continuels pour uriner et pour excréter les matières fécales qu'il ne rendait qu'à force de lavemens. Des mucosités épaissies étaient évacuées avec les crotins, et souvent elles sortaient seules avec les lavemens; il grattait fréquemment du pied droit antérieur, jetait toute sa litière en arrière. Une seconde saignée de quatre livres parut rendre l'animal plus tranquille; les oreilles devinrent alternativement chaudes et froides; certaines parties du corps, comme les flancs, les parties postérieures des épaules devinrent couvertes de sueurs, qui d'abord étaient chaudes, puis après froides; on cherchait en vain à faire aspirer des boissons mucilagineuses avec une seringue, on se contentait de les injecter dans la bouche comme gargarismes. Le lendemain, l'animal très-oppressé, était chancelant, le pouls devenait de plus en plus vite et petit, l'expiration très-difficile, la conjonctive très-épaisse, violacée avec une teinte verdâtre annonçant l'inflammation du foie. Une saignée au plat d'une cuisse fut faite, le sang coula difficilement, était très-noir et épais; un mucus épais, blanc, jaunâtre, recouvrait la langue, dont les bords étaient violets, présentant des papilles très-grosses et de petits ulcères. L'animal continuait toujours à gratter avec les pieds antérieurs; des bains de vapeurs d'eau de mauve furent dirigés dans les narines et sous le ventre; un sachet de graine de lin bouillie fut appliqué sur les reins; des lavemens émoliens et des gargarismes avec de l'eau d'orge et de l'oximel simple furent réitérés dans la journée; deux sétons sur les parties latérales de la poitrine furent placés, sans que l'animal ait manifesté la moindre douleur; le soir, les rubans étaient secs; j'en appliquai deux autres qui ne produisirent aucune inflammation; l'enduit muqueux de la langue se noircit, la conjonctive fit exhubérance entre les paupières; le troisième jour l'animal présentait à peu-près les mêmes symptômes, qui cependant devinrent plus graves dans le courant de la journée; il restait où on le plaçait, chancelait, devint insensible, les oreilles et les extrémités étaient glacées. On fit des frictions sèches sur tout le corps, on couvrit les oreilles, on frictionna les extrémités avec de l'huile essentielle de lavande, on les couvrit de flanelle; rien ne put les réchauffer; on anima les sétons avec de la poudre d'ellébore et d'euphorbe, le tissu sous-cutané des mamelles se remplit d'un liquide très-jaune; on le divisa, sans que l'animal éprouvât de douleur; la même altération se prolongea sous le ventre et le sternum. J'ai rencontré la même altération dans le tissu cellulaire du menton. On continua les mêmes moyens; le mal augmenta le quatrième jour, le pouls était petit, vite, intermittant, la langue épaisse, couverte d'un enduit noir, sec, d'une odeur infecte. L'animal grattait toujours du pied, étendait sa tête, respirait difficilement, le ventre paraissait toujours plein, sans être distendu par des gaz; il se coucha pour la première fois depuis l'invasion du mal, se releva peu de temps après pour se recoucher ensuite; toujours les mêmes moyens furent continués, les scarifications faites dans le tissu cellulaire infiltré, laissèrent écouler une quantité considérable de sérosité jaune, très-épaisse; on les cautérisa, l'animal ne témoigna encore aucune sensibilité. Le cinquième jour la vie semblait s'éteindre. Les battemens de l'artère et du cœur étaient parfois insensibles, très-irréguliers; l'animal levait la tête, la tendait pour pouvoir respirer plus librement, les paupières s'écartaient, la conjonctive faisait hernie; elle offrait des vésicules très-grosses remplies de sérosité. La respiration devint de plus en plus gênée et bruyante, les narines se dilataient très-fortement; il en sortait une mucosité écumeuse, la bouche restait béante, l'animal se couchait, essayait de se relever, y parvenait avec quelques secours étrangers; enfin il se coucha une dernière fois, on chercha en vain à le relever, il était près d'asphyxier; la respiration devint de plus en plus pénible, je fis la trachéotomie; l'ouverture factice du conduit aérien se remplit aussitôt d'écume, l'air froid, qui n'avait éprouvé aucune modification dans les narines, hâta la mort qui suivit de près l'opération.

J'ai observé une seule fois la maladie avec cette gravité. J'ai fait l'ouverture du cadavre avec un soin particulier, six heures après sa mort: le tissu sous cutané de l'abdomen était entièrement infiltré; le tissu cellulaire qui se trouvait sur le passage des sétons était noir à une profondeur de deux centimètres environ.

La cavité de l'abdomen remplie d'un liquide rougeâtre ; les viscères étaient dans leur position naturelle, le cécum noir au dehors ; je sortis l'estomac et les intestins. L'estomac ouvert, la membrane du sac droit était noire, épaisse, détruite dans plusieurs endroits, surtout dans le fond du sac ; elle se déchirait avec la plus grande facilité ; la gangrène était très-prononcée ; la membrane du sac gauche était également en partie détruite vers sa réunion avec la membrane du sac droit ; elle offrait de petits tubercules séparés par des interstices irrégulières, noires. L'épiploon était d'un rouge foncé, se déchirait facilement ; le foie, d'un volume considérable, avait perdu sa couleur et sa consistance ; il était jaune, tombait en lambeaux au moindre effort; l'intestin grêle offrait des taches noires, le colon et le cécum avaient leurs membranes nuqueuses d'un noir violet, le rectum, vers sa partie postérieure principalement, était violet. Les reins très-volumineux, décolorés ; la vessie, dont les parois étaient très-épaisses, était remplie d'une urine visqueuse.

La cavité du thorax était remplie d'un liquide

qui avait la plus grande analogie avec le sérum du sang, il était rouge; des productions fibrineuses très-denses, élastiques, rougeâtres, étaient attachées à diverses régions des plèvres, surtout vers le péricarde; la membrane était très-rouge, les vaisseaux capillaires injectés; les poumons élastiques, distendus, rouges, la membrane bronchiale rouge, couverte d'écume, la membrane de la trachée d'un rouge d'autant plus intense, que je la considérais plus près du larynx. Le péricarde très-rouge, surtout à la face interne, rempli d'un liquide d'un rouge plus foncé que celui de la plèvre, le cœur volumineux, décoloré, la membrane séreuse de ses cavités très-rouge, surtout celle du ventricule et de l'oreillette droits; le ventricule aortique rempli d'une masse de sang séparée en deux parties bien distinctes, la première d'un noir foncé, l'autre jaunâtre, beaucoup plus dense encore que la coëne pleurétique que l'on observe dans le sang que l'on retire d'un animal qui a une inflammation vive d'un viscère quelconque. Le tronc aortique était rempli de la matière jaune seulement. Le ventricule droit contenait du sang noir en partie liquide. L'œsaphage n'offrait de particulier qu'une inflammation du tissu cellulaire, qui réunit la membrane muqueuse à la membrane charnue. Le pharynx était rouge et offrait des taches noires ; le voile du palais était rouge foncé, la langue épaisse ; son tissu était décoloré, la membrane muqueuse presque détruite ou très-facile à enlever. La muqueuse du larynx jaune et noire, les follicules de l'épiglotte très-développées. La conjonctive n'avait éprouvé presqu'aucun changement par suite de la mort, elle était très-épaisse, jaune vers l'angle nasale et violette, noirâtre dans les autres parties.

Les méninges, le cerveau, ne m'ont rien offert qui mérite d'être signalé ; la membrane des ventricules, ne paraissait pas altérée d'une manière sensible ; les symptômes d'ailleurs avaient été de nature à ne pas trouver de lésions dans les organes de la sensibilité. Les légers mouvemens spasmodiques n'avaient été que sympathiques.

Tout le monde reconnaîtra dans ces lésions, le caractère d'une inflammation vive, qui d'abord a affecté l'estomac et les intestins, puis le foie, les reins, les poumons, le cœur, ses anexes, et les divers organes qui sympathisaient le plus avec les centres des fonctions, et qui s'est terminée par la gangrène.

L'inflammation gastro-intestinale peut encore se développer d'une manière presqu'aussi brusque, et avoir des suites d'un autre genre. En voici un exemple :

Un cheval offrit tous les symptômes premiers que j'ai indiqués dans l'observation précédente ; ils se continuèrent avec le même type jusqu'au second jour de l'invasion au soir. L'inflammation très-manifeste des poumons, celle de l'estomac, de l'intestin, du pharynx, qui n'était pas moins douteuse par le dégoût, la nature des excrémens, les coliques, la difficulté de boire, etc., semblèrent disparaître par la cessation des signes qui les indiquaient; mais dès le lendemain matin, on vint me prévenir que l'animal était continuellement en mouvement, cherchait toujours à avancer, tandis qu'avant, il se mettait au bout de sa longe. En effet, il poussait contre le mur, avait l'encolure roide, les yeux ouverts (ils étaient fermés la veille), il buvait très-bien et mangeait le foin qu'on lui mettait sous les dents. Des saignées répétées aux plats des cuisses, des sétons à l'encolure, aux fesses et sur la poitrine, firent cesser l'irritation nerveuse, le second jour de son invasion. Dès lors, l'animal resta immobile, il ne quittait plus le lieu où on le plaçait; le pouls effacé, les yeux sans action, la respiration lente. Il succomba deux jours après.

L'ouverture me montra que l'inflammation gastro-intestinale, qui devait être très-intense d'abord, d'après les symptômes analogiques que j'avais observés, était insuffisante pour entraîner la perte de l'animal. L'inspection des méninges et des ventricules du cerveau qui étaient remplis d'un liquide sanguinolant, me satisfirent dans ma prédiction.

L'inflammation gastro-intestinale qui se développe tout-à-coup, n'est pas toujours suivie de la mort; elle ne se déclare pas constamment avec la même intensité; de même cette inflammation compliquée d'irritations nerveuses sympathiques, peut se guérir quelquefois, quand le remède est appliqué à temps. J'indiquerai un peu plus tard les moyens curatifs d'une manière détaillée, ainsi que leurs variations, d'après les circonstances multipliées.

J'ai été assez heureux dans la cure de mes maladies, pour me voir forcé de borner la description des lésions cadavériques à un très-petit nombre. Cependant, parmi le peu d'animaux qui ont succombé, j'ai eu occasion d'observer les principaux aspects de la maladie régnante : j'en ai déjà cité deux faits ; je vais y joindre trois autres autopsies.

Le sujet de la première est mort, après quinze jours de souffrance ; il offrait, à quelque chose près, les lésions déjà décrites page 18 ; seulement la langue était pâle, l'arrière-bouche peu enflammée, la membrane du larynx rose, la trachée de la même nuance, la cavité de la poitrine ne renfermant qu'une très-faible quantité de liquide, le péricarde et le péritoine enflammés, leurs cavités contenant très-peu de liquide rougeâtre *. La cause appa-

* J'observerai ici que pendant la vie, je lui avais retiré en six fois, au moins quarante livres de sang, et que des scarifications faites sur une tumeur ademateuse du dessous de la poitrine et du ventre, avaient favorisé l'écoulement d'une quantité que je n'ai pu calculer, mais considérable, d'une sérosité jaunâtre.

rente de la mort se bornait à l'estomac, au cécum et au foie ; la membrane muqueuse du sac droit de l'estomac était presque totalement détruite, et offrait les signes les plus manifestes de la gangrène ; celle du cécum était uniformément d'un rouge violet, avec quelques petites taches noirâtres ; l'épiploon était très-injecté de sang noir ; le foie volumineux, jaunâtre. Certains organes, comme les poumons, la plèvre, la muqueuse de la bouche, de l'arrière-bouche, du larynx, les yeux, dans lesquels j'avais reconnu l'existence de l'inflammation quelques jours avant la mort, soit parce que j'avais pu la constater immédiatement, soit parce que des signes me l'avaient fait présumer, n'offraient plus que de légères traces de lésions apparentes.

Un autre sujet, présentant depuis quatre jours seulement des signes de gastro-entérite bien marqués, compliquée d'une gêne sensible de la respiration et d'ophtalmies intenses, mourut tout à coup après les soins ordinairement donnés dans ce cas au moment où je ne voyais même aucun symptôme qui indiquât une gravité réelle, et peu après avoir témoigné le désir de manger et de boire, tandis qu'auparavant la bête avait un dégoût très-prononcé.

Quand l'animal fut mort, il s'écoula par les narines au moins un litre de sang écumeux. La langue devint très-noire, la plèvre était très-injectée, son sac contenait une faible quantité de liquide très-sanguinolent, les poumons étaient élastiques et gorgés de sang veineux, la membrane des bronches, de la trachée artère, du larynx, était d'un rouge foncé; les conduits qu'elle tapisse étaient remplis de sang écumeux. Le péricarde, très-enflammé, contenait cinq décilitres de sang pur; la substance du cœur décolorée; la membrane des cavités droites très-rouge, celle des cavités gauches dans son état presque naturel; la membrane muqueuse de l'estomac n'offrait que cinq à six taches foncées; les intestins étaient plus rouges que dans un animal sain, le foie dans son état naturel, les méninges et le cerveau très-enflammés.

J'ai encore fait l'ouverture d'un autre sujet, mort à la suite d'une tumeur gangréneuse survenue sur le trajet d'un séton placé sur les côtes; la complication se développa le sixième jour de l'invasion de la maladie régnante bien caractérisée; le séton était en pleine suppuration; ce fut à la suite de mille morsures que se fit l'animal, que l'inflammation devint gangréneuse. J'employai, pour la combattre, les moyens ordinaires, le quinquina, les scarifications, le feu. L'animal succomba le quatrième jour de la complication; il mangea avec appétit jusqu'à la veille de sa mort; je remarquai même qu'un mieux sensible se manifesta aussitôt que la tumeur commença à faire des progrès bien sensibles. L'ouverture me démontra que la tumeur gangréneuse était la seule cause de sa mort; l'estomac, les intestins, le foie et un lobe des poumons ont été trouvés très-sains.

Je ne puis donner de plus amples renseignemens sur les lésions cadavériques, puisque se sont les seules autopsies que j'ai faites; je m'attacherai principalement à détailler les divers modes de traitemens, selon les formes variées sous lesquelles se présente la maladie.

Causes. Certaines personnes ont cru expliquer d'une manière très-satisfaisante les prédispositions et les causes de cette maladie, qui est très-désastreuse quand elle est négligée. Sans doute qu'une multitude de circonstances bien appréciées et bien connues ont contribué à la développer; mais il est impossible, selon moi, de pouvoir se satisfaire entièrement, quand on cherche à se rendre compte de toutes les anomalies et les singularités qui ont accompagné la marche de cette gastro-entérite, qui a existé et qui existe encore, d'abord dans certaines contrées, puis dans d'autres. Nulle part elle a été en rapport avec un concours de circonstances déterminées qui aient pu faire prédire son invasion. Sa manière d'être, en général, pourrait faire croire qu'elle a d'abord pris naissance dans une contrée où toutes les causes les plus favorables à son développement se seraient trouvées réunies, et qu'ensuite elle s'est communiquée par la voie de la contagion. Une masse de preuves irrécusables prouve qu'elle n'a pas le caractère contagieux. C'est, du reste, le résultat de mon expérience particulière. J'ai eu dans mes infirmeries un grand nombre d'animaux malades à tous les degrés, avec des animaux sains qui n'ont pas encore été affectés.

Combien de fois dans ma clientelle ai-je vu tomber malades des animaux habitant avec d'autres qui n'ont éprouvé aucune atteinte, quand même ils ont cohabité avec les premiers pendant tout le cours de longs traitemens.

On sait seulement que les animaux nouvellement arrivés à Paris, ou transportés d'un lieu à un autre, soumis dans le pays d'où ils sortent à un régime très-propre à les engraisser, mais désavantageux pour les conserver dans une santé florissante, quand ils sont obligés de travailler, ou de fatiguer, de quelque manière que ce soit, ont été les plus exposés à la gastro-entérite, d'autant plus que c'est l'estomac, dans ce cas, qui est l'organe le premier inflammé par le changement des alimens qui, cette année, en général, ont été mal récoltés. Ce n'est pas là la seule cause du mal, s'il est bien constaté que la contagion n'y est pour rien. En effet, pourquoi des animaux acclimatés aux diverses localités, ont-ils éprouvé les mêmes accidens, tout en mangeant pendant l'automne et le printemps les alimens récoltés à la même époque; la fermentation de l'avoine, que l'on a signalée comme une cause, a lieu à tous les printemps. Pourquoi les animaux soumis au régime vert depuis un mois, tombent-ils malades? Pourquoi toutes les précautions que l'on a prises, soit en diminuant la ration des alimens, soit en les modifiant, en les épurant, n'ont-elles pas empêché le mal de sévir même avec intensité?

Je suis boin loin de regarder comme nulle l'influence de la nourriture, qui a été très-marquée sur beaucoup d'animaux. Je sais combien la nourriture verte, un régime peu nourrissant, a préservé d'un plus grand mal des animaux dont l'habitude générale annonçait un développement prochain de l'inflammation; mais je regarde comme très-grande l'influence de l'atmosphère, dont les changemens ont été souvent très-brusques, soit par son plus ou moins d'humidité, soit par rapport à la chaleur.

J'ai observé que les animaux gras et ceux qui étaient logés dans des écuries basses, enfoncées, privées d'air, étaient plus tôt atteints de la maladie.

Moyens préservatifs.

Parmi les moyens préservatifs, les uns sont

au pouvoir de l'homme (le régime, l'habitation et l'exercice); les autres sont indépendans de sa volonté (un état convenable de l'atmosphère). En général, on doit diminuer la ration, surtout quand les animaux ont beaucoup d'embonpoint. On recherche le meilleur fourrage, on le modifie; on secoue le foin, on l'arrose avec de l'eau, on en donne le moins possible, on réserve les meilleures bottes de paille pour la nourriture, on fait jeter les mauvaises au pied des chevaux; on nettoie soigneusement l'avoine, et l'on rejette celle qui a une odeur de moisi; on donne de l'eau blanchie avec de la farine d'orge, préférablement au son, qui n'est souvent, pour me servir de l'expression d'un savant, qu'un *caput mortuum*, qu'une écorce sans farine, sans substance nutritive.

On évitera de laisser les chevaux dans des écuries humides et peu aérées : on ne les y accumulera pas.

L'exercice modéré est très-utile; j'ai vu des chevaux tomber malades après un repos de huit à quinze jours; je suis loin d'attribuer à cette circonstance la seule cause du mal, mais il est certain que l'inaction des muscles moteurs favorise les conjestions vers les organes qui, comme l'estomac, les intestins, sont le plus souvent en action. C'est pour cette raison que la promenade convient beaucoup aux malades, quand leur état et la température le permettent. On a beaucoup prodigué la saignée; elle a été utile dans un grand nombre de cas, elle a été nuisible dans d'autres. Les personnes qui étaient assez raisonnables pour ne faire saigner que les chevaux très-sanguins, pléthoriques, et de se dispenser de les faire travailler pendant quatre à cinq jours, en ont retiré de l'avantage; mais celles qui ont eu l'imprudence de se servir de leurs animaux avec la même activité, sans leur donner de repos, en ont éprouvé les inconvéniens. Un cheval à qui l'on a retiré trois à quatre kilo de sang, se trouvant plus faible, transpirera beaucoup ; si on le force, il sera sujet aux arrêts de transpiration, et par suite aux maladies. (J'en ai des preuves.)

Les sétons ont eu la même vogue, et cela sans motifs valables. En effet, quel bon effet peut produire une irritation extérieure, quand il n'en existe pas à l'intérieur; une déperdition de sang qui se transforme en pus ; cette déperdition n'est pas assez forte pour être d'un avantage bien marqué. J'ai vu tomber malades beaucoup de chevaux qui portaient des sétons.

Traitement.

Pour donner à l'article du traitement curatif toute l'étendue qu'il mérite, je passerai en revue les diverses nuances du mal avec les complications observées sur des individus qui ont survécu.

Lors des premiers symptômes de la gastro-entérite, on doit prescrire une diète blanche et des lavemens. De l'eau dégourdie blanchie avec de la farine d'orge, trois à quatre pintes d'eau mucilagineuse de graine de lin en breuvage, des lavemens mucilagineux cinq à six fois le jour, une promenade d'une heure deux fois le jour. L'emploi de ces moyens simples continués jusqu'à ce que l'animal recherche des alimens solides, suffisent pour obtenir une guérison radicale. Si, malgré les moyens simples que j'ai indiqués plus haut, l'inflammation augmente, si le dégoût persiste, que le pouls devienne vite, on fait une saignée de cinq livres à la jugulaire, le matin à jeun ; deux heures après, on administre les breuvages mucilagineux, que l'on continue toutes les deux heures, les lavemens toutes les heures; on favorise ainsi la sortie des excrémens, qui sont alors très-durs, et qui, par leur présence, irritent le canal intestinal ; on répète la saignée le lendemain, si le pouls conserve sa vitesse, et l'on continue le traitement de la veille. Le mal cesse le plus souvent le sixième ou septième jour, quelquefois le neuvième. On est souvent obligé de renouveler la saignée jusqu'à cinq fois.

Ce degré de l'affection, qui est assez ordinaire, est susceptible de s'aggraver, si on néglige les soins, si l'on n'observe pas une diète sévère, ou si la cause agit avec plus d'intensité; alors il se déclare des complications. Les flancs deviennent agités, la respiration est difficile, le pouls devient dur et plein ; il arrive même souvent que le médecin n'est appelé qu'à cette période de la maladie; l'inflammation s'est propagée aux poumons, à la plèvre; on doit alors saigner à la jugulaire deux fois dans la journée, et même trois, si le pouls conserve la force. Si, malgré les saignées, le flanc reste agité, que la respiration se fasse toujours avec difficulté, on passe un séton de chaque côté de la poitrine avec un ruban de fil simple, sans onguent *. On voit la respiration devenir plus libre, aussitôt qu'ils ont commencé à supurer : les membres s'engorgent assez ordinairement à cette époque.

Jusqu'alors j'ai supposé que l'animal, outre les breuvages qu'on lui administrait forcément, buvait de l'eau blanche spontanément; mais une nouvelle complication vient souvent empêcher la déglutition des liquides; l'arrière-bouche, le pharynx, le larynx s'enflamment; on emploie alors les gargarismes, et on réitère souvent les saignées à la jugulaire, au palais, et les saignées locales à la gorge. On gargarise l'animal, en injectant avec une seringue de l'eau d'orge avec de l'oximel simple (un litre d'eau d'orge, 96 grammes d'oximel); on réitère ce soin cinq à six fois le jour.

A cette complication s'en joint souvent une

* Je préfère les sétons aux côtes, leur effet est plus prompt; ils ne produisent pas d'irritation sympathique quand les saignées ont été répétées souvent.

autre. La conjonctive, et même quelquefois la bulbe s'enflamment ; on use encore des mêmes moyens ; on peut négliger jusqu'à un certain point les soins des yeux, qui ne sont malades que sympathiquement. Cependant des lotions d'eau fraîche, dès l'origine du mal, des lotions émollientes quand l'inflammation est vive, sont utiles ; elles suffisent le plus souvent. Toute l'attention du médecin doit se fixer sur l'irritation de l'estomac. Les saignées locales ne doivent être mises en usage que lorsque l'ophtalmie est interne.

Malgré l'usage bien combiné de ces divers moyens, le mal peut encore faire des progrès, surtout quand le médecin n'a pas été appelé à temps. La gravité qui est annoncée par un abattement du sujet, une adynamie apparente, la vitesse et la faiblesse du pouls, la rougeur des bords de la langue qui se recouvre d'un enduit épais, la nuance jaune de la conjonctive, les mouvemens qui accompagnent ordinairement la colique, la roideur des membres postérieurs et du train de derrière en général, l'envie continuelle d'uriner, nécessitent encore des moyens analogues ; mais on doit alors préférer la saignée des veines sous-cutanées de la poitrine et du plat des cuisses, les frictions avec de l'huile essentielle de lavande sur les membres, les cataplasmes de farine de lin ou de graine de lin simplement, sur les reins, les bains de vapeur généraux, ou seulement les fumigations émollientes sous le ventre, si la température de l'atmosphère est chaude; les lavemens émolliens avec de l'eau de graine de lin très-mucilagineuse.

Si, à ces symptômes, se trouvent aussi réunis ceux qui annoncent une inflammation des organes de la respiration, on passe encore deux sétons aux parties latérales de la poitrine, et même deux de chaque côté, si les premiers n'ont pas pris, en se gardant toujours de les oindre avec de l'onguent, dans lequel entreraient des cantharides qui deviennent pernicieuses, en irritant les organes urinaires, surtout quand elles sont appliquées sur les sétons que l'on pourrait passer aux fesses. On remplace cet irritant par de l'ellébore pulvérisé, de la poudre de graine de moutarde, etc., et même par du chlorure de sadium (sel commun), comme l'a fait un vétérinaire, et comme je l'ai fait à son exemple. Par cette même raison, les vésicatoires doivent être proscrits; ils sont même très-nuisibles dans l'invasion de la maladie.

C'est ici le lieu de parler d'une complication malheureuse qui est survenue à un grand nombre d'animaux qui portaient des sétons. L'inflammation qui survenait était tellement intense qu'elle passait promptement à la gangrène, sans doute parce qu'elle déplaçait une inflammation également très-vive, et qui avait déjà une tendance à la même terminaison. J'ai éprouvé trois fois cet accident, qui a emporté un de mes malades. J'ai déjà fait mention d'un de ces faits; je n'y reviendrai pas, mais je vais décrire les moyens qui m'ont réussi dans les deux derniers sujets affectés. L'inflammation gangréneuse existait au poitrail dans ces deux cas, les tumeurs avaient atteint un volume énorme dans l'espace d'une nuit seulement. Elles étaient douloureuses vers leur centre, la circonférence était adématiée, insensible. Je retirai aussitôt les mêches des sétons, je fis des scarifications profondes, qui entraînèrent la perte d'une grande quantité de sang, je fis des onctions d'onguent populeum. Ces moyens, employés une première fois, n'arrêtèrent point les progrès des tumeurs ; je les réitérai jusqu'à quatre fois, et toujours je déterminais la sortie d'une grande quantité de sang et de sérosité jaunâtre, cette dernière liqueur coulait avec une telle abondance que la litière en était toute mouillée, ainsi que le sol de l'écurie ; j'ai surtout observé cet extrême écoulement sur une jument. J'avais le soin en scarifiant de faire mes incisions sur les limites de la tumeur et des parties saines ; je les multipliais davantage sur les régions où la gangrène paraissait vouloir se développer, c'est-à-dire sur la partie qui était la plus dure, dont la peau avait les poils hérissés. Je renouvelais l'onguent populeum très-souvent, j'en appliquais une nouvelle couche après avoir enlevé la sérosité coagulée et l'ancien onguent qui, par son mélange avec les parties animales excrétées, devenait irritant. Je ne cessais les onctions que lorsqu'une supuration favorable était bien établie, c'est-à-dire, quand le pus était devenu blanc, mat, épais et homogène ; alors la tumeur se dissipait avec rapidité, l'affection des organes internes cessait également d'une manière surprenante dès l'invasion de la tumeur.

Je n'ai point employé de traitement particulier pour les complications du système nerveux; je cherchais toujours à détruire la première cause, seulement je réitérais souvent les saignées à la jugulaire, et je jetais de l'eau froide sur la tête; j'ai posé une seule fois des sétons à l'encolure.

Je pourrais contredire par mon expérience, certains moyens employés par plusieurs personnes pour combattre la maladie qui attire aujourd'hui l'attention de tout le monde, tels le camphre, le quinquina, le kermès, certains amers*; des purgatifs, comme l'aloès, le séné, le tartrate acidule de potasse à une dose assez forte. Je ne les ai pas employés; mon opinion sur la nature du mal à tous ses périodes s'y opposait; j'ai cependant guéri un grand nombre de malades et je n'en ai perdu

* Il ne faut pas se laisser induire en erreur par l'adynamie apparente qui semble exister même quelquefois dès l'invasion de la maladie chez certains sujets.

que cinq pendant le commencement de la maladie, sur un nombre considérable.

Dans la convalescence il faut être très-réservé sur la nourriture; on l'augmente insensiblement jusqu'à ce que l'on soit arrivé à la ration ordinaire : le vert fait beaucoup de bien. L'on ne doit remettre l'animal au travail que lorsqu'il mange avec son appétit ordinaire depuis une huitaine de jours, quand la maladie a été peu grave; on le laisse reposer plus longtemps dans tous les autres cas; en général, il est très-imprudent de trop précipiter l'exercice habituel, parce que j'ai remarqué que les animaux avaient de la peine à se remettre de cette maladie, et qu'à cause de cela les rechûtes étaient à craindre et fort dangereuses.

FIN.

www.ingramcontent.com/pod-product-compliance
Ingram Content Group UK Ltd.
Pitfield, Milton Keynes, MK11 3LW, UK
UKHW020452180726
13839UKWH00004B/1788